DE L'ECZÉMA

ET DE SON

TRAITEMENT RATIONNEL

PAR

le Docteur Paul FOURNAISE

Membre de la Société médicale du Panthéon,
de l'Association générale des Médecins de France et des Médecins de la Seine,
Membre Cⁱ de la Société Anatomique, des Sociétés de médecine
de Reims, Gand, etc.

« Ne quid nimis. »

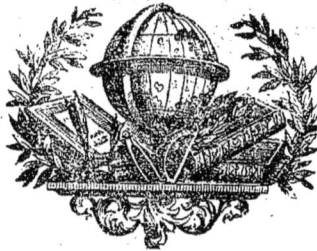

BEAUVAIS,

IMPRIMERIE D. PÈRE, RUE SAINT-JEAN.

—

1886.

DU MÊME AUTEUR.

ÉTUDE CLINIQUE SUR LES AFFECTIONS DITES CANCÉ-
REUSES DU PÉRITOINE. *(Thèse inaugurale 1872).*

CANCER PRIMITIF DU PÉRITOINE. *(In Annales de la Société
de médecine de Gand; 1873.)*

NOTE sur un cas de rupture complète du tendon du triceps fémoral,
au niveau de son insertion à la rotule. *(In Annales de la Société
de Médecine de Gand, 1873.)*

ACCOUCHEMENT GÉMELLAIRE. — PROCIDENCE DU CORDON
OMBILICAL. — IMPERFORATION DE L'URÉTHRE chez un
enfant nouveau-né. *(In Gazette des hôpitaux, 1875.)*

ADHÉRENCE ANORMALE DU PLACENTA. *(In Gazette Hebdomadaire, 1875.)*

ECLAMPSIE coïncidant avec le travail de l'accouchement. *(In Gazette
hebdomadaire, 1876.)*

KYSTE DU VESTIBULE DE LA VULVE. — ABLATION. —
GUÉRISON. *(In Bulletins de la Société anatomique; 1876.)*

ÉPITHÉLIOME DU COL UTÉRIN. — ABLATION A L'AIDE DE
L'ÉCRASEUR LINÉAIRE. — GUÉRISON. *(In Gazette hebdomadaire, 1882).*

DE L'ECZÉMA

ET DE SON

TRAITEMENT RATIONNEL

PAR

le Docteur Paul FOURNAISE,

Membre de la Société médicale du Panthéon,
de l'Association générale des Médecins de France et des Médecins de la Seine,
Membre C¹ de la Société Anatomique, des Sociétés de médecine
de Reims, Gand, etc.

« Ne quid nimis. »

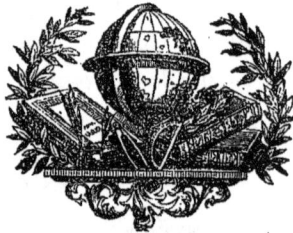

BEAUVAIS,

IMPRIMERIE D. PERE, RUE SAINT-JEAN.

—

1886.

DU MÊME AUTEUR.

ÉTUDE CLINIQUE SUR LES AFFECTIONS DITES CANCÉREUSES DU PÉRITOINE. *(Thèse inaugurale 1872).*

CANCER PRIMITIF DU PÉRITOINE. *(In Annales de la Société de médecine de Gand, 1873.)*

NOTE sur un cas de rupture complète du tendon du triceps fémoral, au niveau de son insertion à la rotule. *(In Annales de la Société de Médecine de Gand, 1873.)*

ACCOUCHEMENT GÉMELLAIRE. — PROCIDENCE DU CORDON OMBILICAL. — IMPERFORATION DE L'URÊTHRE chez un enfant nouveau-né. *(In Gazette des hôpitaux, 1875.)*

ADHÉRENCE ANORMALE DU PLACENTA. *(In Gazette Hebdomadaire, 1875.)*

ECLAMPSIE coïncidant avec le travail de l'accouchement. *(In Gazette hebdomadaire, 1876.)*

KYSTE DU VESTIBULE DE LA VULVE. — ABLATION. - GUÉRISON. *(In Bulletins de la Société anatomique, 1876.)*

ÉPITHÉLIOME DU COL UTÉRIN. — ABLATION A L'AIDE DE L'ÉCRASEUR LINÉAIRE. — GUÉRISON. *(In Gazette hebdomadaire, 1882).*

DE L'ECZÉMA

ET DE SON

TRAITEMENT RATIONNEL.

L'Eczéma, de εχζεῖν (bouillonner, faire effervescence), est une inflammation de la peau, caractérisée par une éruption papulo-vésiculeuse.

SYMPTOMATOLOGIE.

On voit apparaître sur un fond rouge, papuleux, des vésicules nombreuses, très petites, confluentes, qui ne tardent pas à s'ouvrir pour donner issue à un liquide séreux, de consistance gommeuse, formant, par la dessiccation, des croûtes minces, de couleur jaunâtre.

Quand l'éruption a duré quelque temps, elle offre l'aspect de plaques d'un rouge sec, recouvertes de squames peu épaisses. A l'état aigu ou chronique, l'eczéma est toujours accompagné de vives démangeaisons. Il est surtout remarquable par la variété de ses aspects; aucune autre maladie de la peau, la syphilis exceptée, ne présente des formes aussi nombreuses et des phases si différentes.

Si nous examinons une plaque d'eczéma, nous voyons que la peau, congestionnée et gonflée en un ou plusieurs points, est ailleurs couverte de papules d'un rouge brillant. Là, des vésicules claires se montrent à côté de surfaces pustuleuses ou excoriées, tandis qu'un peu plus loin existent des croûtes jaunâtres et des taches brunes ou des plaques de squames desséchées.

Bien que cette éruption soit de beaucoup la plus commune parmi les affections de la peau, il n'en est peut-être pas qui laisse davantage le champ aux erreurs de diagnostic, à cause de son caractère polymorphique.

On la confond quelquefois avec : l'*érythème*, l'*érysipèle*, le *psoriasis*, le *lichen*, le *pityriasis*, la *gale*, le *sycosis* et quelques autres, mais les erreurs ont presque toujours lieu dans la même direction.

Ces maladies, la gale exceptée, ne sont pas prises pour l'eczéma, qui, par contre, est souvent confondu avec l'une d'elles.

On prend communément pour un érysipèle, l'eczéma aigu de la tête et de la face, qui est accompagné d'un gonflement notable et d'une sécrétion faible ou nulle.

De vieilles plaques d'eczéma squameux et sec sont souvent confondues avec un psoriasis, et l'eczéma papuleux est pris pour du lichen. Dans ces derniers cas, l'erreur est à peu près insignifiante, il n'en est pas de même en ce qui touche l'érysipèle et la gale.

Dans le but d'éviter ces erreurs de diagnostic, il est nécessaire d'avoir constamment présentes à l'esprit les formes
que prend l'"eczéma pendant son évolution ; il faut aussi se
rappeler qu'il peut être arrêté dans ses progrès et devenir
chronique, sans passer par toutes les phases usuelles ou
avorter de très bonne heure.

Les degrés de l'eczéma étaient autrefois regardés comme
des variétés de la maladie, et chacune d'elles recevait un nom
distinct et approprié. Ces noms subsistent encore et demeurent un mode convenable d'exprimer brièvement l'état du
mal ou son développement dans tous les cas donnés.

Lorsque l'eczéma passe par toutes ses phases typiques, on
observe d'abord : l'hypérémie de la peau, rapidement suivie
de l'apparition de petites papules rouges (eczéma papuleux).

Ces papules, que l'on prend quelquefois pour du lichen,
se couvrent bien vite de vésicules (eczéma vésiculeux).

Les vésicules s'agrègent, puis, la couche cornée de l'épiderme venant à se détacher, il reste une surface excoriée, sécré-
tante, sur laquelle se forment des croûtes (eczéma ichoreux).

Quand la peau est très rouge et qu'il s'en échappe beaucoup de liquide, c'est (l'eczéma rubrum).

Dans (l'eczéma squameux), la sécrétion est absente, la peau
devient sèche, squameuse et s'exfolie, ou bien on trouve une
cuticule imparfaitement développée.

Quelquefois la cuticule se fend en formant des fissures pro-
fondes dans les plis de la peau, on dit alors que (l'eczéma
est rimosum ou fissuré).

Lorsque, par hasard, l'inflammation passe à la forme pus-
tuleuse, de sorte que les vésicules sont contenues dans des

pustules dispersées, il s'agit d'un (eczéma pustuleux); enfin, si les surfaces excoriées sécrètent un fluide puriforme (l'eczéma est dit impétigineux).

Ces aspects de l'eczéma peuvent être vus en différentes régions de la peau, selon l'âge de l'éruption et certaines circonstances accessoires.

DE LA RÉGION CONSIDÉRÉE COMME MOYEN DE DIAGNOSTIC.

On sait que l'eczéma peut se montrer partout à la peau, néanmoins il est plus susceptible d'attaquer spécialement certaines régions.

Il a une affinité particulière pour les points d'union de la peau et des muqueuses, de sorte qu'on le trouve communément à la région anale, aux parties génitales externes, au nombril, aux mamelles, aux lèvres, aux paupières, au nez et au conduit auditif.

Il a une prédilection marquée pour les plis articulaires et les régions où la peau est plus fine, par suite, on le voit souvent apparaître au pli du coude, à l'aisselle, au périnée, à la face interne des cuisses, aux jambes, en particulier, au niveau des malléoles.

L'eczéma contraste à tous égards avec le psoriasis, que l'on trouve rarement au voisinage du bord libre des muqueuses ; celui-ci attaque les membres dans le sens de l'extension plutôt que de la flexion, la région dorsale de préférence à la paroi abdominale.

Il est très commun sur le derme chevelu, bien qu'il n'y soit presque jamais confiné.

Enfin, lorsqu'il n'a pas une origine artificielle, il est d'habitude grossièrement symétrique.

La sensation subjective de prurit est d'une valeur diagnostique considérable, car elle existe toujours à un degré excessif.

La seule exception à cette règle est fondée sur les cas d'eczéma aigu dans lesquels les sensations de douleur, de brûlure et de cuisson, masquent le prurit ou prennent pour un temps sa place ; mais, quand l'acuité de l'inflammation disparait, le prurit arrive sûrement.

Dans aucune autre affection de la peau, le prurigo excepté, le prurit n'existe aussi universellement que dans l'eczéma chronique, et les patients sont tout à fait incapables de résister à la tentation de se gratter.

Lorsqu'on fait le diagnostic de l'eczéma, il faut se garder d'en négliger les causes. Cette maladie, commune à tous les âges et dans les deux sexes, est très susceptible de récidiver.

Les seules causes prédisposantes bien établies sont la tendance héréditaire et la diathèse goutteuse. Les chagrins et les tracas de toute sorte doivent être rangés parmi les causes banales. Chez les personnes prédisposées, toute irritation locale de la peau produite par des emplâtres stimulant, des liniments concentrés et beaucoup d'autres agents, peut être suivie d'une attaque d'eczéma. Le même effet a lieu chez les personnes dont les mains sont constamment mouillées ou en contact avec des substances irritantes. On trouve journellement des exemples de cette sorte chez les laveurs de vaisselle, les lavandières, les maçons, les épiciers, etc.

La chaleur intense et une sueur excessive peuvent également produire cette éruption.

L'histoire d'une attaque présente ou d'une attaque antérieure est de quelque valeur pour le diagnostic. Il est souvent assez difficile de dire à priori, si une tache blanche, squameuse, sèche, peut être appelée eczéma ou psoriasis; mais, si l'on sait que quelques mois auparavant la surface occupée par cette tache était enflammée, humide, secrétante, on n'aura aucune difficulté à décider en faveur de l'eczéma, non pas qu'il soit essentiel d'observer un tel cas pour prouver qu'il s'agit d'eczéma, mais la présence d'une sécrétion aqueuse exclut le psoriasis.

DIAGNOSTIC DIFFÉRENTIEL.

On doit distinguer l'eczéma de l'*érythème* de l'*érysipèle*, du *psoriasis*, du *lichen*, du *lupus érythémateux*, de la *syphilis squameuse de la paume des mains*, du *sycosis*, de la *gale* et de la *séborrhée*.

On peut confondre l'eczéma avec l'érythème lorsqu'il n'est encore qu'à l'état papuleux ou qu'il n'existe qu'une simple hypérémie de la peau ; plus tard, quand les vésicules apparaissent, l'erreur n'est plus possible.

Voici les signes diagnostiques :

L'érythème papuleux et tuberculeux apparait communément à la face dorsale des mains, et, lorsqu'il se présente ailleurs, on est presque sûr de le trouver aussi en des régions qui ne sont pas le siège favori de l'eczéma.

Cet érythème est plus ou moins isolé, sa surface est lisse,

légèrement proéminente, les taches d'un rouge pourpre ont la grandeur et la forme d'une tête d'épingle. D'autre part, dans l'eczéma, la rougeur et les papules ne sont pas isolées, mais forment des plaques continues, d'une étendue considérable, au-delà desquelles on voit de nombreux points ou papules disséminés.

La surface de la peau n'a pas, dans l'eczéma, l'aspect lisse qu'on observe dans l'érythème.

Il y a quelquefois du prurit et une douleur brûlante dans l'érythème, mais il n'y a pas de sensations subjectives ; par contre, dans l'eczéma, il existe toujours une démangeaison très vive. L'érythème diffus est un peu plus difficile à reconnaître, mais les plaques rouges s'élèvent distinctement, elles ont une surface uniforme caractéristique et des bords abrupts bien délimités.

C'est seulement dans ses formes aiguës que l'eczéma peut être pris pour l'érysipèle. Ceci arrive surtout quand le mal est au premier degré, qu'il attaque la tête, est accompagné d'une exsudation abondante, non à la surface de la peau, mais dans le tissu connectif sous-cutané ; il se produit alors un gonflement œdémateux et de la rougeur de la face, au point que les yeux sont complètement clos.

Lorsqu'il se fait une libre sécrétion de sérosité, l'œdème disparaît généralement en l'espace de quelques jours, et le cas présente l'apparence ordinaire de l'eczéma aigu.

Les caractères distinctifs de l'érysipèle sont les suivants :

L'éruption est précédée d'une sensation de chaleur bien marquée.

Le pouls et la température sont toujours élevés , celle-ci

est de 39 à 40 degrés. Il existe d'autres signes de fièvre, tels que le délire nocturne ou l'albuminurie.

Une plaque d'érysipèle a un bord plus net et plus tranchant qu'une plaque d'eczéma, une surface plus lisse et plus unie, tandis qu'au delà du bourrelet, on ne voit pas les nombreuses et minuscules papules rouges disséminées, si communes dans l'eczéma.

L'érysipèle procède rapidement par extension continue vers son bord, et on trouve toujours le système lymphatique compris dans le processus inflammatoire.

La douleur et la tension dues à l'érysipèle sont, en règle générale, plus grandes que celles de l'eczéma. Il est à noter que l'érysipèle peut se montrer dans le cours d'une attaque d'eczéma, alors les deux processi inflammatoires se trouvent mélangés.

La présence des vésicules, bulles, pustules et croûtes ne constitue pas une marque absolument distinctive entre les deux maladies, parce que ces lésions anatomiques peuvent se montrer dans les deux espèces d'inflammation, quoique leur aspect, dans les deux cas, soit quelque peu différent; les vésicules, par exemple, sont bien plus communes dans l'eczéma que dans l'érysipèle, tandis que les pustules sont peut-être moins rares dans la dernière maladie. On peut confondre l'eczéma sec, squameux, avec le psoriasis. Voici les principaux points de leur diagnostic différentiel :

Le psoriasis attaque spécialement les régions du coude et du genou; lorsqu'il existe ailleurs, ces régions sont d'ordinaire atteintes, tandis qu'elles le sont rarement par l'eczéma.

Dans l'eczéma squameux, il y a souvent l'histoire d'un

état primitivement humide, ou bien une plaque indéniable d'eczéma peut-être trouvée quelque part ; le psoriasis n'est jamais humide et ambulant.

Le prurit de l'eczéma squameux est toujours très accusé, celui du psoriasis est souvent léger et quelquefois totalement absent.

Les squames de l'eczéma sec sont minces et les plaques ne sont pas très élevées ; celles du psoriasis sont plus épaisses et plus blanches et la plaque entière plus proéminente ; si l'on enlève les écailles de force, il se produit un léger saignement.

Les bords des plaques de l'eczéma sec se confondent habituellement avec le tissu sain ; les plaques de psoriasis, au contraire, sont plus épaisses sur les bords et se terminent d'une manière abrupte.

Les ongles deviennent souvent tachetés, craquelés, ébréchés, dans le psoriasis ; mais il en est rarement ainsi dans l'eczéma, à moins qu'il n'y ait ou qu'il n'y ait eu au voisinage une inflammation eczémateuse distincte.

L'eczéma attaque fréquemment les régions délimitantes de la peau et des muqueuses, tandis que le psoriasis y est très rare.

Tous ces signes distinctifs ne s'appliqueront pas à chaque cas, mais il y en aura toujours un nombre suffisant pour faire facilement le diagnostic.

On ne peut oublier que beaucoup d'eczémas squameux n'ont jamais passé par l'état humide, de sorte qu'il n'y a jamais eu d'exsudation séreuse à la surface de la peau, au moins en quantité suffisante, pour donner la plus légère indication de sa présence au malade.

Dans ces cas, l'exsudation est extrêmement faible et n'existe que dans les couches épidermiques ; elle se dessèche très rapidement et ne traverse pour ainsi dire jamais la peau ; mais, par suite de cette petite sécrétion, le réseau cuticulaire s'exfolie très vite et beaucoup plus aisément que dans le psoriasis.

En examinant avec attention la face inférieure des squames, on trouve généralement une petite exsudation desséchée ; ce fait s'observe surtout dans le pityriasis rubra, qui n'est qu'une forme peu commune et particulière de l'eczéma, selon l'opinion d'Erasmus Wilson, de Neumam et d'Hébra lui-même, qui avait été le premier à décrire cette maladie d'une manière distincte.

Le lichen ruber et le lichen planus ne sont pas susceptibles d'être confondus avec un eczéma sec, squameux, tant que les papules lichénoïdes demeurent discrètes ; mais, lorsqu'elles sont réunies de manière à former une plaque écailleuse causant de vives démangeaisons, le diagnostic demande un peu d'attention.

Un soigneux examen de la peau révélera très souvent la présence, au-delà du bord de la plaque continue, de papules disséminées, brillantes, à sommets aplatis, lesquelles permettront de voir que l'on a affaire à un lichen et non à un eczéma sec.

Le lupus érythémateux et l'eczéma sec squameux peuvent être confondus ; le premier, cependant, ne se rencontre que rarement avec l'eczéma avant l'âge de vingt-cinq ans et se montre la plupart du temps à la face, sous la forme d'une plaque circonscrite à bords bien limités.

Il se développe lentement et amène des altérations de structure de la peau que ne produit pas l'eczéma.

On ne peut confondre l'eczéma avec le sycosis que lorsqu'il existe à la barbe ; cependant, il sera toujours assez facile de le distinguer de ce dernier, dont la sécrétion est moins abondante et le siège limité d'ordinaire au menton et à la lèvre supérieure.

L'éruption de la gale ressemble assez à celle de l'eczéma aigu, mais elle est plus discrète et ne se présente pas sous la forme de plaques ; de plus, le prurit de la gale s'accentue pendant la nuit et n'est pas accompagné de sensations de de brûlure et de cuisson comme celui de l'eczéma. Dans la gale, on trouve des acares et des sillons qui n'existent pas dans l'eczéma. La première est contagieuse, le second ne l'est pas.

On distingue assez facilement la séborrhée, qui est toujours confinée au derme chevelu, de l'eczéma qui s'étend d'habitude à la face et au cou. En outre, la rougeur de la peau est beaucoup plus intense dans l'eczéma que dans la séborrhée.

L'épiderme de la paume des mains et de la plante des pieds est souvent sec et fissuré chez les sujets goutteux et eczémateux ; il s'agit en réalité d'un eczéma imparfaitement développé, qui peut être pris pour une syphilis palmaire ou plantaire (*Psoriasis palmaris aut plantaris*).

Il est accompagné d'un prurit plus accusé que dans la syphilis, mais la teinte cuivrée fait défaut.

Les commémoratifs serviront aussi de guide pour faire le diagnostic.

ÉTIOLOGIE

Le traitement de l'eczéma étant placé sous la dépendance de la position et du degré de l'inflammation, on ne peut l'instituer d'une manière rationnelle sans rechercher les causes de la maladie.

Ces causes peuvent être divisées en deux groupes :

1° Causes externes et apparentes, qui consistent pour la plupart en différentes formes d'irritation locale.

2° Causes internes, souvent constitutionnelles.

J'ajouterai qu'il y a un grand nombre de cas d'eczéma auxquels il est impossible d'assigner une cause.

Il est hors de doute que l'eczéma est de beaucoup l'inflammation de la peau la plus commune, et qu'il est plus fréquent chez les hommes que chez les femmes.

On le rencontre à tous les âges, spécialement dans l'enfance et dans la vieillesse.

On dit habituellement que dans l'enfance il attaque de préférence la tête; chez les adultes, le tronc; chez les vieillards, les membres inférieurs. Ceci est partiellement vrai, car, dans l'enfance, la tête est très sujette aux maladies; dans la vieillesse, par suite de la circulation imparfaite des veines variqueuses, les jambes sont très aptes à être affectées; mais les adultes ne sont pas plus sujets à contracter l'eczéma dans une région que dans une autre.

Parmi les agents extérieurs qui donnent naissance à l'eczéma, quelques-uns sont des irritants chimiques, d'autres des irritants mécaniques.

A la première classe apppartiennent les onguents stimulants, les lotions, les emplâtres et les vésicatoires. Des applications locales, même les plus simples, produiront l'eczéma
dans certaines conditions, il en sera de même de la chaleur
et du froid. Une sueur excessive est assez souvent une cause
très désagréable d'eczéma, comme on peut l'observer dans
des cas chroniques d'hyperidrose.

Quelquefois, une éruption soudaine est provoquée par un
bain turc, tandis que dans les contrées tropicales, elle résulte
de l'action de la sueur et d'une haute température.

L'action de l'eau, spécialement de l'eau saline et crue,
comme cause déterminante de l'eczéma, ne devra jamais
être perdue de vue, car c'est un point de grande importance
pratique dans le traitement de la maladie.

J'ai rencontré un grand nombre de cas dans lesquels
l'eczéma a duré plusieurs mois, simplement par suite de
fréquents lavages. Toute irritation mécanique de la peau,
comme le frottement, une pression irrégulière et intermit-
tente, est très apte à produire l'eczéma. Mais les causes de
cette espèce, les plus notables, sont peut-être les différents
pediculi et le sarcopte de l'homme.

L'irritation causée par ces parasites, augmentée du grattage
auquel se livrent les patients, joue un rôle très marqué parmi
les agents mécaniques considérés comme facteurs de l'eczéma.

Quelques-unes des causes constitutionnelles sont bien
connues de la plupart des auteurs, d'autres sont plus obs-
cures ou douteuses.

Les varices peuvent être mentionnées parmi les causes les
plus universellement admises.

La congestion veineuse est très-souvent suivie d'une exsudation séreuse, et si cet état devient chronique, comme il
arrive quelquefois dans le cas de varices des jambes, l'eczéma
en est la conséquence naturelle. L'eczéma péri-anal est favo-
risé par la congestion des veines hémorrhoïdales ou par des
hémorrhoïdes.

Les causes internes les plus communes sont peut-être une
digestion et une assimilation imparfaites, liées à la diathèse
arthritique.

Ces faits sont d'une grande importance pratique, parce
que dans beaucoup de cas l'attention serait en vain dirigée
vers le traitement local, à moins qu'en même temps l'on
n'ait recours aux moyens capables d'augmenter la puissance
de la digestion.

Ces remarques s'appliquent à la forme d'éruption associée
à une menstruation irrégulière et qui se rencontre souvent
chez les jeunes filles à l'âge de la puberté ; un simple traitement local est presque inutile, en pareille circonstance.

La grossesse, et plus particulièrement un allaitement pro-
longé, sont des causes communes d'eczéma. Dans le premier
cas, le système nerveux joue probablement un rôle important, tandis que dans le dernier, la maladie est sous la dépendance d'un épuisement général. Il peut à peine être mis
en doute que le caractère symétrique de l'eczéma indique
une origine constitutionnelle, et si nous considérons que
celui-ci est dû à une innervation insuffisante, à la dyscrasie
du sang, à une excrétion défectueuse ou à quelqu'autre cause;
il dépend encore, en tout cas, d'un état diathésique.

Mais, il y a ce fait remarquable qu'une éruption qui, à l'origine, était due à un trouble constitutionnel, demeure souvent, longtemps après que ce trouble a disparu, et devient alors une affection strictement locale à traiter principalement par des moyens locaux.

Tant que de nouvelles poussées symétriques continuent à apparaître, on peut être sûr qu'il persiste une mauvaise condition de l'économie, et toute l'attention doit être dirigée vers le traitement interne, mais quand les poussées éruptives ont cessé, il est possible de tenter la cure locale par des moyens actifs.

Dans la pratique, les deux modes de traitement peuvent souvent aller de pair, mais les distinctions spécifiées doivent toujours être présentes à l'esprit.

Les causes prédisposantes de l'eczéma sont l'arthritis et, par suite, la goutte et le rhumatisme.

Il est certain que les symptômes de la goutte et de l'eczéma proviennent des mêmes causes, à savoir : une mauvaise assimilation et une excrétion imparfaite, d'où il suit que les conditions qui donnent lieu à une attaque de goutte chez telle personne, provoqueront une éruption eczémateuse chez telle autre.

Enfin, l'anxiété, les émotions vives, la fatigue ou des troubles prolongés de toute sorte, sont les causes déterminantes les plus communes de ces deux affections.

Quelques auteurs prétendent que l'eczéma chronique doit être traité avec de grands ménagements, à cause des répercussions qui peuvent se produire sur certains viscères; d'autres, au contraire, affirment, sur la foi de l'expérience, qu'il n'y a rien à redouter de semblable et qu'un traitement actif doit être institué dans tous les cas.

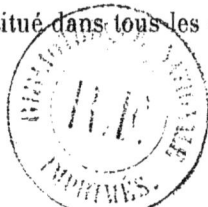

TRAITEMENT.

L'eczéma aigu présentant des symptômes graves d'in-flammation de la peau, il est nécessaire de lui oppposer un traitement général et local assez actif.

La base de tout le traitement interne est d'assurer le libre fonctionnement de l'intestin.

Pour remplir ce but, le sulfate de magnésie est générale-ment le médicament le plus convenable. Il est quelquefois utile d'administrer du calomel et une pilule drastique le soir, après avoir donné une boisson saline dans la matinée.

Pour les enfants, le meilleur purgatif est le calomel.

Il ne faut pas négliger de surveiller le régime alimentaire ; le malade droit strictement s'abstenir de café, de liqueurs spiritueuses, de vin, de viandes trop épicées, d'une digestion difficile et de crustacés.

Si l'inflammation a un caractère manifestement goutteux, il convient de traiter la goutte ; dans ce but, de petites doses de colchique et de salicylate de soude peuvent être prescrites avec avantage.

Dans le traitement local de l'eczéma aigu, les liniments et les pommades au goudron seront évités ; on appliquera en permanence des compresses mouillées d'eau froide ayant préalablement subi l'ébullition, ou mieux encore d'eau filtrée ou distillée.

Si l'on désire obtenir l'effet du froid, la compresse doit être entièrement détrempée et non recouverte d'une toile gommée, afin de faciliter la libre évaporation ; d'autre part, si le froid n'est pas spécialement indiqué, on peut faire usage de la toile gommée, seulement la compresse ne doit en aucun cas se dessécher complètement.

De simples lotions à l'eau blanche peuvent être substituées à la compresse mouillée.

Si l'un ou l'autre de ces moyens ne convient pas, un excellement mode de traitement est de saupoudrer légèrement la peau d'une mixture d'oxyde de zinc et d'amidon, puis de recouvrir les parties affectées de cataplasmes de farine de graine de lin, que l'on change assez fréquemment, afin qu'ils ne deviennent pas secs et durs.

Dans tous les cas graves d'eczéma aigu, le repos et le décubitus horizontal sont essentiels, mais si l'inflammation est limitée au bras ou à la main, il suffit de faire porter l'avant-bras en écharpe.

ECZÉMA SUBAIGU OU CHRONIQUE.

Le traitement constitutionnel de l'eczéma subaigu est semblable à celui qui a été déjà indiqué pour l'eczéma aigu.

Les stimulants alcooliques, le café et le vin, seront généralement évités, mais chez les vieillards, l'usage de l'alcool ne devra être discontinué qu'avec précaution.

On doit régulariser l'action de l'intestin par un judicieux emploi des purgatifs, avec ou sans toniques, suivant les circonstances.

Les préparations arsenicales sont spécialement utiles dans le traitement des enfants et peuvent être données, soit avec des alcalins, soit en combinaison avec le fer.

Dans le traitement des vieillards et des sujets débilités, les toniques sont d'une grande valeur.

Lorsqu'il existe un prurit intolérable, la strychnine ou la noix vomique peut donner de bons résultats.

Chez les enfants, l'eczéma est souvent provoqué par l'irritation que causent les vers intestinaux ou la dentition, il l'est aussi par de trop fréquents lavages à l'eau crue. Ces causes doivent être, autant que possible, combattues ou supprimées.

L'alimentation des enfants doit être soigneusement réglée.

Le lait maternel est souvent trop pauvre pour nourrir l'enfant; dans ce cas, il est nécessaire de recourir à l'allaitement mixte ou mieux encore à une bonne nourrice.

Les enfants strumeux affectés d'eczéma se trouvent bien de l'usage de l'huile de foie de morue. On ne peut guère l'administrer que pendant l'hiver et encore faut-il en cesser l'emploi si elle cause des troubles de la digestion.

On peut donner à ces mêmes enfants de la bière un peu amère, toutefois il faut en user avec modération et discrétion.

Le traitement local de l'eczéma chronique est tout aussi indispensable que le traitement constitutionnel. Il n'est pas suivi de succès, la plupart du temps, pour trois causes :

1° L'imparfait enlèvement des croûtes ;

2° La manière inefficace et irrationnelle d'appliquer les remèdes ;

3° Les lavages à l'eau crue trop fréquents.

Il est utile de donner quelques indications qui permettront d'éviter ces écueils.

Pour enlever les croûtes, il faut les lubrifier avec de l'huile, appliquer, pendant une ou deux heures, des linges trempés dans l'huile et recouvrir la partie malade d'un cataplasme de mie de pain. Si les croûtes sont très dures, le cataplasme est laissé en place pendant plusieurs heures, quand les croûtes sont molles, on les enlève soigneusement avec un morceau de papier, un peigne ou le doigt et tous les cheveux qui y sont adhérents doivent être coupés. Les parties atteintes sont alors clarifiées avec une bouillie légère de gruau ou d'amidon, un jaune d'œuf ou de l'eau savonneuse, suivant les circonstances. L'eau savonneuse obtenue avec du savon de potasse onctueux ne doit être usitée que dans les formes chroniques de l'eczéma.

Lorsqu'on veut se servir des liniments ou des pommades, il ne faut pas simplement en frotter les surfaces eczémateuses, mais bien les étendre sur des morceaux de tarlatane ou de linge fin que l'on maintient en contact avec la peau au moins pendant douze heures, à l'aide d'un bandage, d'un bonnet ou d'un masque, suivant le siège du mal; de la sorte, la surface entièrement recouverte est à l'abri du contact de l'air, l'on évite la dessiccation de l'exsudat, et par suite la formation des croûtes.

Dans quelques cas particuliers on applique le corps gras, soit à l'aide du doigt, soit au moyen d'un pinceau ou d'un bourdonnet de charpie.

Lorsqu'on veut avoir recours aux lotions rafraîchissantes, il faut se servir d'une compresse entièrement mouillée, recouverte d'un morceau de toile gommée. Le pansement, qui ne doit jamais se dessécher complètement, est maintenu en place à l'aide d'une bande ou de tout autre appareil contentif.

Les lotions dites sèches se font avec un grand pinceau, une brosse de poils de blaireau ou de chameau. Si l'on fait alterner les liniments et les lotions, les parties affectées doivent être entièrement desséchées avant toute nouvelle application du médicament.

Dans l'eczéma subaigu, alors qu'une grande surface est excoriée, le liniment oléo-calcaire, additionné d'un peu de créosote ou d'acide phénique, sera utilisé avec avantage; on peut quelquefois l'épaissir avec une petite quantité d'oxyde de zinc ou de carbonate de chaux (le premier forme un mélange plus parfait, le second plus onctueux).

Le goudron, à moins d'être dilué dans un léger liniment, ne doit jamais être employé durant la période inflammatoire, c'est-à-dire tant que l'eczéma n'est pas passé à l'état squameux.

Le goudron ordinaire, l'huile de cade, l'huile de bouleau, qui est moins irritante que les précédents, s'appliquent d'ordinaire, à l'aide d'une brosse, sous la forme d'une solution alcoolique ou d'un glycérolé.

Il faut user des goudrons avec précaution et traiter successivement de petites portions de la peau malade; de la sorte, on peut juger de l'effet de ces agents avant d'en généraliser l'emploi.

Lorsque l'eczéma commence à guérir et qu'une nouvelle et délicate cuticule est formée, il faut prendre à tâche de ne pas la détruire par des lavages intempestifs à l'eau crue ou à l'eau savonneuse. S'il est besoin d'un liquide, on aura recours à une légère décoction filtrée de gruau. De fréquentes applications de poudre d'amidon peuvent avoir leur utilité.

Les liniments sulfureux ne sont pas employés pendant les premiers stades de l'eczéma, parce qu'ils tendent à irriter la

peau et par suite à augmenter le mal ; il faut excepter toutefois le cas d'une gale compliquée d'eczéma.

Les parties eczémateuses doivent être soigneusement recouvertes ; il est très utile de faire porter aux enfants des
gants souples, le jour et la nuit. La flanelle pouvant causer
des démangeaisons, il est bon d'en interdire l'usage.

ECZÉMA CHRONIQUE.

Lorsqu'on se trouve en présence d'une plaque d'eczéma
chronique sec, on doit d'abord la convertir en une forme
subaiguë, que l'on guérit ensuite. S'il y a une infiltration, on
la fait disparaître par une large application de savon mou,
répétée de temps en temps, jusqu'à ce que la peau soit de-
venue souple. L'alcoolé de savon peut être employé de préférence au savon de potasse qui exhale une odeur désagréable.
Chaque friction savonneuse doit être précédée d'une lotion
à l'eau de son ou de gruau.

L'infiltration ancienne peut être combattue par de l'onguent citrin appliqué une fois par jour ; quand l'épiderme
est très épaissi, une solution de potasse caustique à 25 centigrammes pour 30 grammes d'eau, est habituellement suffisante pour le ramollir et en faciliter la chute. Des solutions
plus concentrées peuvent être employées, mais avec beaucoup de précautions.

Lorsque l'eczéma consiste en petites plaques sèches et
très anciennes, l'un des meilleurs modes de traitement est
de produire une vésication avec du vinaigre ou de la teinture
de cantharides.

Une fois la cuticule enlevée, la plaque doit être traitée avec de l'oléate de zinc ou de plomb, car le but à atteindre est d'enlever les tissus indurés, afin de permettre au traitement ordinaire d'être adopté avec efficacité.

FORMES LOCALES DE L'ECZÉMA.

ECZÉMA DU CUIR CHEVELU.

Chez les enfants, les cheveux doivent être coupés courts et la tête bien lubrifiée avec de l'huile. On appliquera des cataplasmes chauds, jusqu'à ce que les croûtes ramollies soient faciles à enlever. Le derme chevelu doit être tenu très propre, soit à l'aide d'une décoction filtrée de gruau ou d'une solution de savon potassique. Le nettoiement de la tête sera suivi d'une lotion à l'eau froide. Quand toutes les croûtes auront été enlevées et la peau desséchée, on fera des onctions avec de l'onguent hydrargyro-plombique ou une mixture composée d'oxyde de zinc, de précipité blanc et d'un peu de vaseline. Lorsque le mal est arrivé à un degré plus avancé et que la sécrétion a cessé, on obtient de bons effets d'une pommade à l'oxyde rouge de mercure avec la vaseline pour excipient.

Des lotions conviennent quelquefois mieux que des liniments ; dans ces cas, une solution faible d'acide phénique au $\frac{1}{84}$ est un remède de grande valeur. Quand les croûtes se reforment, il faut les enlever et faire, de temps en temps, une légère friction avec une décoction de gruau ou un jaune d'œuf sur le derme chevelu, que l'on dessèche ensuite

complètement à l'aide d'une compresse. Il est parfois nécessaire de recouvrir la tête d'un morceau de flanelle ou d'un
bonnet de caoutchouc. Si la tête est chaude et très irritable,
on peut faire des lotions rafraîchissantes dans le jour et user
des liniments pendant la nuit.

A des degrés plus avancés, un peu de goudron ou d'acide
phénique est avantageusement mélangé au liniment.

Chez les femmes, dont la chevelure ne peut être coupée,
on ramollit les croûtes en les imprégnant complètement
d'huile, par suite, elles sont faciles à détacher avec un
peigne. Une fois les croûtes enlevées, la tête doit être bien
lavée, puis séchée et recouverte d'un liniment approprié.

ECZÉMA DE LA FACE.

On enlève d'abord les croûtes, soit en les imprégnant
d'huile, soit en appliquant, à l'aide d'une compresse, un
liniment composé d'onguent plombique et d'huile d'olives.
Elles tombent généralement au bout d'un jour ou deux;
les parties affectées, préalablement lavées, doivent être complètement recouvertes de compresses imprégnées d'onguent
de zinc, tenues en place à l'aide d'un masque de flanelle
ou de calicot.

On répète le pansement matin et soir, en ayant soin de
remplacer le liniment ancien par le nouveau. Ce traitement
doit être continué jusqu'à la disparition des points rouges;
si la maladie a une tendance à devenir chronique, on ajoute
au liniment une petite quantité d'acide phénique ou de
camphre.

ECZÉMA DES NARINES.

On ne traite qu'une narine à la fois en y introduisant un bourdonnet d'ouate ou de charpie trempée dans l'huile.

Dès que les croûtes sont ramollies, on doit les enlever avec soin et introduire dans la narine un bourdonnet d'ouate recouvert d'onguent citrin ou de pommade à l'oxyde jaune de mercure. Dans les cas chroniques, on applique une solution de nitrate d'argent avec un pinceau.

ECZÉMA DE LA BARBE.

L'eczéma impétigineux des parties de la face recouvertes de poils est souvent pris pour le sycosis ; c'est une des formes les plus tenaces de l'inflammation cutanée. Le seul remède interne capable de produire de bons effets, consiste dans l'administration de l'arsenic à hautes doses et de pur-gations légères.

Le traitement local a plus d'importance. La barbe doit être coupée et non rasée ; les croûtes sont enlevées selon le mode habituel. Au début, des lotions astringentes composées d'eau de Goulard et de laudanum ou d'une solution de sulfate de zinc, sont un bon moyen de soulagement; la nuit, une simple application de vaseline suffit pour tenir la peau molle et empêcher la formation des croûtes.

Aussitôt que l'inflammation est passée à l'état chronique, il faut commencer l'épilation; c'est, dans beaucoup de cas, le seul moyen d'empêcher les plaques permanentes de cal-vitie. Les poils qui passent à travers les pustules doivent être

immédiatement enlevés; ils sortent aisément et sans douleur, en général ; il est nécessaire de pratiquer l'épilation
sur toutes les parties affectées. La douleur résultant de cette
petite opération est beaucoup moins grande que l'on ne
pourrait le croire, car les poils sont libres et peuvent être
extraits sans difficulté.

Les pommades hydrargyriques avec la vaseline pour excipient doivent être largement usitées, à cause de leur tendance à amollir la peau et à clarifier la surface de l'eczéma.

On peut traiter l'eczéma des paupières avec de l'onguent
citrin ou de la pommade à l'oxyde jaune de Hg, et dans
les cas graves les cils seront enlevés.

ECZÉMA DU CONDUIT AUDITIF.

On ramollira les croûtes en versant, goutte à goutte, de
l'huile d'olives dans le méat, puis on fera des injections
détersives. Quand l'oreille sera sèche, on appliquera de la
pommade à l'oxyde jaune de Hg avec un pinceau de poils
de chameau; si le mal est obstiné, on lotionnera la paroi
avec une solution de nitrate d'argent au trentième.

Quelquefois une solution faible d'acide phénique pourra
donner de bons résultats.

ECZÉMA DES JAMBES.

Les croûtes doivent être enlevées et la peau tenue très
propre avec du savon potassique ou une décoction de gruau.
Alors on applique, à l'aide de compresses de tarlatane, de
l'onguent de litharge, de plomb composé ou de zinc, le tout

recouvert d'une bande roulée. Quand les points rouges disparaissent, on peut ajouter à l'onguent un peu de goudron· Une lotion à l'oxyde de zinc est parfois préférable à l'onguent. Dans des cas obstinés, une solution de nitrate d'argent est inappréciable.

Il est important d'appliquer un bandage roulé, si les veines sont variqueuses. On peut placer un morceau de toile gommée sur la surface eczémateuse, entre la peau et le bandage. S'il existe un ulcère, on doit le panser séparément en le recouvrant d'un morceau de tarlatane imprégné d'onguent à l'oxyde rouge de Hg, dilué, ou de pommade à l'acide borique.

Ceux qui souffrent d'un eczéma des jambes doivent autant que possible garder la position horizontale, et dans les cas graves le repos au lit est nécessaire. Il arrive que cette forme de la maladie n'est pas favorablement influencée par les onguents ; il faut alors se servir d'une compresse imprégnée d'une solution d'acétate de plomb ou de sulfate de zinc recouverte d'un morceau de toile gommée. Des lotions avec une décoction de racine d'aunée et des applications de glycérolé tartrique sont souvent suivies de succès, comme j'ai pu le voir dans le service de M. Vidal, à l'hôpital Saint-Louis. Dans presque tous les cas, l'application d'une bande roulée est nécessaire.

ECZÉMA DU SCROTUM ET DES LÈVRES.

Dans cette région, l'eczéma est souvent amoindri par des bains de siège à l'eau de son, pris matin et soir, et par l'usage d'une solution de borax étendue à l'aide d'une éponge.

La peau étant desséchée avec un linge fin, on la saupoudre d'un mélange d'oxyde de zinc et d'amidon. Il est utile de porter un suspensoir. Lorsque l'eczéma est limité aux lèvres, un des meilleurs modes de traitement consiste en badigeonnages répétés avec une solution de nitrate d'argent.

ECZÉMA PÉRINÉAL ET ANAL.

Il est très souvent désagréable et peu facile à traiter à cause de sa situation, car la région anale est nécessairement irritée de temps en temps par le contact des fèces. Dans quelques cas, la pommade à la vaseline et au calomel est fort utile, tandis que dans d'autres une pommade à l'oxyde de zinc, additionnée d'une faible quantité de goudron, procure un grand soulagement. Si ces médicaments sont trop stimulants, une simple pommade au carbonate de chaux, au bismuth ou à l'acétate de plomb, sera très adoucissante. Quand les pommades ne conviennent pas, les parties doivent être lotionnées, deux ou trois fois par jour, avec une solution de borax ou de sulfate de zinc, puis desséchées et recouvertes de poudre de lycopode ou d'amidon.

Il est souvent nécessaire d'essayer de différents remèdes, jusqu'à ce qu'on en ait trouvé un convenable, car, tel remède qui convient à un malade ne convient pas à un autre.

ECZÉMA DES SEINS.

Celui-ci est très obstiné. Si les moyens ordinaires de traitement ne réussissent pas, Hébra recommande d'appli-

quer tous les quatre ou cinq jours, une solution de potasse
caustique et de frotter ensuite la région avec la main
mouillée, jusqu'à ce qu'il s'y forme de la mousse. C'est là
un traitement énergique auquel on ne doit recourir que
comme moyen ultime.

Une solution concentrée de nitrate d'argent peut être très
recommandable, surtout dans des cas rebelles qui finissent
par guérir parfaitement bien.

On a remarqué que l'eczéma des mamelons dégénérait parfois en cancroïde. L'eczéma intertrigo, ou, comme on l'appelle
souvent, l'érythème intertrigo, est très commun au périnée
et sous les mamelles. La peau doit être tenue très propre,
mais lavée aussi peu que possible et seulement avec une
faible décoction filtrée de gruau, puis desséchée. Les surfaces
opposées doivent être saupoudrées avec de l'oxyde de zinc,
de l'amidon ou du lycopode, et isolées par un morceau de lint
sec bien poudré, que l'on change fréquemment.

Des applications de craie finement pulvérisée, seront très
utiles et quelquefois supérieures à l'oxyde de zinc et à l'amidon ; si ce moyen ne réussit pas, la surface sera badigeonnée,
une fois par jour, avec une solution faible de nitrate d'argent
(30 à 60 centigrammes pour 30 grammes d'eau distillée).

ECZÉMA DES MAINS ET DES PIEDS.

L'eczéma des mains et des pieds est d'habitude accompagné d'un épaississement de l'épiderme avec de petites
élévations dures qui causent souvent des démangeaisons
intolérables ; la cuticule est apte à se briser et il s'y forme des

fissures. Dans ces sortes de cas, les lavages à l'eau de savon sont contre-indiqués. Chaque doigt ou orteil doit être séparément enveloppé dans des morceaux de linge bien imprégnés d'onguent de litharge et maintenus par un large gant ou un bas.

Le pansement doit être renouvelé toutes les douze heures et la peau bien frottée pour enlever le vieil onguent et la cuticule ramollie; en persévérant dans ce traitement, la cure doit généralement s'effectuer. Un autre mode de traitement, qui donne des succès dans l'eczéma rimosum, quand la peau est très sèche, dure et fissurée, est d'envelopper les mains dans des linges constamment mouillés d'une solution faible de potasse et recouverts de gutta-percha mince ou de larges gants en caoutchouc. Le traitement est continué pendant plusieurs jours, jusqu'à ce que la cuticule soit entièrement blanche, macérée et exfoliée. Les mains doivent alors être pansées avec un onguent émollient et subséquemment par des compresses détrempées de glycérine maintenues avec des gants.

Des cas ennuyeux d'eczéma chronique des mains peuvent souvent être guéris à l'aide de larges gants de caoutchouc fixés autour du poignet. Ceux-ci doivent être portés constamment le jour et la nuit, mais enlevés deux fois dans les vingt-quatre heures, afin de frotter la cuticule macérée avec du son. Ce mode de traitement peut être employé aussi dans l'eczéma aigu, surtout quand le mal attaque les extrémités des doigts et des ongles.

Dans les cas très tenaces d'eczéma de la main, alors que la cuticule est épaissie et très indurée, on produit la vésica-

tion avec de la teinture concentrée de cantharides ; elle doit
être employée une ou deux fois, jusqu'à ce que la peau soit
entièrement blanchie, alors on applique un cataplasme chaud;
quand la cuticule a été enlevée, la main est pansée selon le
mode ordinaire avec un onguent.

Ce traitement est très-recommandable et fort utile, lorsqu'il
s'agit d'attaquer de petites plaques d'eczéma très-rebelles,
situées sur une cuticule épaissie, c'est, dans beaucoup de
cas, le seul moyen de les enlever.

CONCLUSIONS.

i. — Il n'existe aucun traitement spécifique de l'eczéma.

ii. — Un simple traitement local suffit pour obtenir la
guérison de l'eczéma aigu, d'origine artificielle.

iii. — A l'eczéma aigu ou chronique, d'origine constitutionnelle, il est nécessaire d'opposer un traitement à la fois
local et général.

iv. — Quel que soit le mode de traitement adopté, il faut,
pour obtenir le succès, l'appliquer avec constance et per-
sévérance.

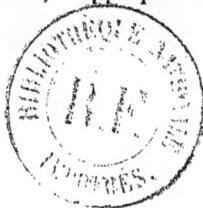

BEAUVAIS, IMPRIMERIE D. PERE, RUE SAINT-JEAN.

www.ingramcontent.com/pod-product-compliance
Lightning Source LLC
Chambersburg PA
CBHW060522210326
41520CB00015B/4261